THÈSE

POUR

LE DOCTORAT EN MÉDECINE,

Présentée et soutenue le 4 août 1842,

Par J.-B. GUSTAVE LABAT,

né à Manzac (Dordogne).

I. — Quels sont les caractères anatomiques de la méningite aiguë simple et de la méningite tuberculeuse?

II. — Quelles sont les indications que présentent les fistules? Comment remplit-on ces indications?

III. — Du mode de développement du foie et de la veine ombilicale.

IV. — Des poulies fixes ou mobiles. Applications à la mécanique animale.

(Le Candidat répondra aux questions qui lui seront faites sur les diverses parties de l'enseignement médical.)

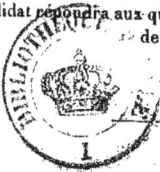

PARIS.

IMPRIMERIE ET FONDERIE DE RIGNOUX,

IMPRIMEUR DE LA FACULTÉ DE MÉDECINE,

rue Monsieur-le-Prince, 29 *bis.*

1842

FACULTÉ DE MÉDECINE DE PARIS.

Professeurs.

M. ORFILA, DOYEN.	MM.
Anatomie...............................	BRESCHET.
Physiologie.............................	BÉRARD aîné.
Chimie médicale........................	ORFILA.
Physique médicale......................	PELLETAN.
Histoire naturelle médicale..............	RICHARD.
Pharmacie et Chimie organique.........	DUMAS.
Hygiène................................	ROYER-COLLARD.
Pathologie chirurgicale.................	MARJOLIN. GERDY aîné.
Pathologie médicale....................	DUMÉRIL. PIORRY.
Anatomie pathologique.................	CRUVEILHIER, Président.
Pathologie et thérapeutique générales....	ANDRAL.
Opérations et appareils.................	BLANDIN.
Thérapeutique et matière médicale.......	TROUSSEAU.
Médecine légale........................	ADELON.
Accouchements, maladies des femmes en couches et des enfants nouveau-nés.....	MOREAU.
Clinique médicale......................	FOUQUIER, Examinateur. CHOMEL. BOUILLAUD. ROSTAN.
Clinique chirurgicale...................	ROUX. J. CLOQUET. VELPEAU. A. BÉRARD.
Clinique d'accouchements..............	P. DUBOIS.

Agrégés en exercice.

MM. BARTH.	MM. LEGROUX.
BAUDRIMONT.	LENOIR.
CAZENAVE.	MAISSIAT.
CHASSAIGNAC, Examinateur.	MALGAIGNE.
COMBETTE.	MARTINS.
DENONVILLIERS.	MIALHE.
J. V. GERDY.	MONNERET.
GOURAUD.	NÉLATON.
HUGUIER.	NONAT, Examinateur.
LARREY.	SESTIER.

QUESTIONS

SUR

DIVERSES BRANCHES DES SCIENCES MÉDICALES.

> La vie du puissant ou du riche n'est pas
> plus précieuse au médecin que celle du faible
> et de l'indigent.
>
> (CABANIS.)

I.

*Quels sont les caractères anatomiques de la méningite aiguë simple et
de la méningite tuberculeuse.*

La distinction de l'inflammation des méninges (abstraction faite
de la dure-mère) en méningite simple et méningite tuberculeuse
est basée sur des lésions anatomiques que nous allons faire con-
naitre.

Méningite aiguë simple.

Anatomie pathologique. — Des traces irrécusables d'inflammation
se rencontrent sur divers points des membranes cérébrales; mais
ces traces peuvent présenter un aspect très-varié, suivant le degré
d'intensité de l'inflammation, son étendue et le siége des parties
qu'elle occupe.

Lorsque la maladie est récente et qu'elle a été accompagnée plutôt
de symptômes nerveux que d'une forte réaction fébrile, les carac-

tères anatomiques consistent dans une rougeur, une injection plus ou moins marquée des parties malades. Quelquefois l'arachnoïde présente un état particulier de sécheresse, poisseuse à sa surface, sans infiltration de sérosité dans le tissu sous-arachnoïdien ; souvent alors la pie-mère se détache difficilement de la surface des circonvolutions, et on ne peut l'enlever qu'en déchirant la substance cérébrale. Il est évident que, dans ce cas, le cerveau participait à l'inflammation.

Dans le cas où les symptômes inflammatoires ont marché avec rapidité et où la maladie a été très-intense, il n'est pas rare de trouver l'arachnoïde changée de couleur : elle est terne, laiteuse, plus ou moins opaque. M. Guersant ajoute que son tissu a augmenté de densité et d'épaisseur : la plupart des auteurs ne partagent pas son opinion à cet égard (MM. Andral, Rostan, etc.). L'augmentation d'épaisseur de la plèvre, dit M. Rostan, est tout à fait illusoire : elle se forme au moyen de l'organisation de la fausse membrane superposée ; et lorsqu'on détache celle-ci, la première reprend son état primitif et presque sa transparence : il en est, dit-il, de même pour l'arachnoïde.

La convexité de l'arachnoïde, et même sa face pariétale, sont alors recouvertes de fausses membranes plus ou moins molles et plus ou moins étendues. C'est sur ces fausses membranes qu'on a remarqué quelquefois des brides, semblables à celles qu'on rencontre dans la plèvre, et qui s'étendent de l'une des surfaces libres de la membrane séreuse à son autre surface libre.

Entre la pie-mère et l'arachnoïde on rencontre une plus ou moins grande quantité de sérosité, variable depuis l'aspect d'une sérosité visqueuse jusqu'à celui de pus véritable. Dans ce dernier cas, tantôt le pus s'observe en gouttelettes ; tantôt c'est un pus pseudomembraneux existant en couches parfois considérables. La présence de ce liquide est rare à la face convexe du cerveau, plus commune à la base, et surtout fréquent dans les ventricules.

Lorsque la pie-mère est le siége principal de l'inflammation : si la mort est promptement survenue dans les premiers temps d'une méningite aiguë, cette membrane présente une injection très-fine de ses vaisseaux ; si la mort n'arrive qu'à une époque plus éloignée, on trouve alors entre elle et l'arachnoïde des traînées d'un liquide jaunâtre purulent, existant le long des gros vaisseaux, et principalement dans les scissures de Sylvius et la grande fente de Bichat. Ce liquide est disposé tantôt sous forme de plaques irrégulières, tantôt sous forme de bandes longitudinales. A la base du cerveau, en avant et en arrière de l'entre-croisement des nerfs optiques, on remarque le plus souvent une infiltration séro-gélatineuse jaunâtre et très-abondante du tissu même de la pie-mère ; on y rencontre aussi du pus concret, suivant l'intensité de la maladie.

Quelquefois, dit M. Guersant, on observe la même altération dans la pie-mère cérébelleuse et tout le long du prolongement rachidien, jusqu'aux divisions de la moelle, qui baignent dans le pus.

La sérosité contenue dans les ventricules peut être claire et transparente, ou (comme cela a été observé dans l'épidémie de Versailles) se présenter sous forme d'un liquide trouble, floconneux, d'un blanc verdâtre, et ressemblant même à du pus véritable, si les malades n'ont succombé qu'à une période avancée de la maladie. La quantité de ce liquide peut être considérable : elle a été évaluée à 320 grammes (10 onces) dans un cas rapporté par M. Guersant, observé sur un enfant de trois mois. Dans tous ces cas de pie-mérite purulente, la pie-mère semble épaisse, opaque, rugueuse au toucher.

Du côté du cerveau, la plupart des observateurs ont signalé un état d'érection de sa surface, une augmentation de sa consistance, signes de sa participation à l'inflammation.

Les autres organes ne présentent aucune altération particulière dans cette maladie.

Méningite tuberculeuse.

Anatomie pathologique. — Dans la méningite aiguë tuberculeuse, comme dans la méningite aiguë simple, les altérations anatomiques diffèrent suivant les degrés de la maladie, suivant son étendue, et suivant les diverses affections qui peuvent la compliquer.

Dans la méningite tuberculeuse, le foyer principal de la maladie siége dans la pie-mère.

Tantôt sèche, tantôt humide, suivant qu'elle a plus ou moins participé à la maladie, l'arachnoïde ordinairement est lisse, libre d'adhérences, et n'offre aucune trace de fausses membranes.

La pie-mère est le plus habituellement injectée, gorgée de sang; elle offre dans son tissu un plus ou moins grand nombre de petites granulations blanches, du volume d'un grain de millet. Ces granulations, qui sont situées soit à la surface des circonvolutions, soit dans les anfractuosités, se font principalement remarquer à la face inférieure du cerveau, dans les scissures de Sylvius, entre les commissures des nerfs optiques, le long de la grande fente de Bichat, et sur le trajet des nerfs olfactifs.

Les granulations situées dans les scissures de Sylvius sont ordinairement disséminées le long des vaisseaux, accompagnant ainsi des traînées de lymphe plastique, dont est empreint le tissu de la pie-mère.

On pourrait prendre pour des tubercules des granulations blanches que l'on rencontre souvent à la surface de l'arachnoïde, chez des sujets qui ont succombé à une méningite chronique simple. On évitera cette erreur si l'on fait attention que ces aspérités, comme les appelle M. Guersant, sont situées à la face externe de l'arachnoïde, tandis que les véritables tubercules siégent au-dessous de cette membrane, à la face interne de laquelle ils adhèrent.

Dans la profondeur des scissures de Sylvius, on trouve le tissu de la pie-mère épaissi, induré, présentant une consistance fibreuse difficile à déchirer; il adhère intimement aux vaisseaux qu'il enlace, ainsi qu'à la substance corticale du cerveau, qui, dans certains cas, est rouge et plus ou moins ramollie. Ce ramollissement occupe ordinairement une largeur de 6 à 8 centimètres, sans pénétrer profondément. Ailleurs la substance corticale reste ferme, et ne change pas de couleur.

Presque toujours on observe au sommet du cervelet, là où la pie-mère s'enfonce dans la grande fente de Bichat, une petite plaque concrète, plastique, siégeant dans le tissu sous-arachnoïdien, analogue, par sa consistance et sa couleur, à la lymphe plastique qui se trouve dans les scissures de Sylvius.

Le réseau de la pie-mère, en arrière et en avant du chiasma des nerfs optiques, est, dans la majorité des cas, infiltré d'une sérosité plus ou moins abondante, opaline, qui s'écoule quand on incise cette membrane.

Les ventricules contiennent une certaine quantité de sérosité : M. Guersant la fait varier depuis 30 jusqu'à 140 grammes, et même davantage. Cette sérosité est presque toujours limpide et transparente. Ordinairement la substance cérébrale de la cloison et de la voûte à trois piliers est ramollie et diffluente comme de la crème. Les parois des ventricules latéraux, surtout à la partie postérieure, participent à ce ramollissement. Les circonvolutions du cerveau sont souvent déprimées, quelquefois même effacées, quand l'épanchement des ventricules est considérable.

Outre les altérations des membranes, on rencontre souvent des produits de même nature dans le cerveau lui-même. M. Rufz, dans les observations qu'il a rapportées, a pu constater que treize fois sur vingt-sept les granulations étaient accompagnées de véritables tubercules du cerveau et du cervelet. La moelle épinière, examinée douze fois, a toujours été trouvée parfaitement saine, soit dans ses membranes d'enveloppe, soit dans sa substance.

Si dans la méningite simple on peut arrêter ici les recherches anatomico-pathologiques, comme nous l'avons vu plus haut, il n'en est pas de même pour les altérations de la méningite tuberculeuse. Ces lésions s'étendent à plusieurs autres organes. Parmi les plus fréquentes nous citerons celles de la cavité thoracique. L'autopsie d'individus morts à la suite d'une méningite tuberculeuse a toujours montré, moins une fois cependant, l'existence de tubercules, soit dans les poumons, soit dans les ganglions bronchiques. La seule observation exceptionnelle est consignée dans la monographie de MM. Favre et Constant.

Les relevés statistiques de MM. Piet et Guersant n'ont pas seulement prouvé que cette maladie était plus commune de trois à quatorze ans qu'à tous les autres âges de la vie, mais encore que tous ceux qui en sont atteints sont plus ou moins tuberculeux.

La dégénérescence tuberculeuse est ici la cause spéciale et déterminante, c'est elle qui fait que cette maladie paraît être héréditaire dans certaines familles.

II.

Quelles sont les indications que présentent les fistules ? Comment remplit-on ces indications ?

On appelle fistule un ulcère qui se présente sous forme d'un canal étroit plus ou moins profond, plus ou moins sinueux, entretenu par un état pathologique local ou la présence d'un corps étranger.

Une fistule peut s'ouvrir à la surface de la peau, ou aboutir à la surface d'une membrane muqueuse; un grand nombre ont en même temps leurs orifices sur la peau et sur les membranes qui appartiennent soit au système muqueux, soit au système séreux, ou au système synovial.

Les fistules étant toujours des affections symptomatiques de lésions locales plus ou moins profondes (vérité démontrée par les observations cliniques et l'anatomie pathologique), la première indication qu'elles présentent est de diriger un traitement contre ces lésions; mais ces lésions elles-mêmes sont le résultat de causes ou locales ou générales; de là une seconde indication de traiter ces maladies générales en même temps que la lésion locale, souvent même avant elle; car tant que l'affection générale subsiste, la maladie locale ne se guérit pas, ou du moins a une grande tendance à se reproduire, si on parvient à la faire disparaître.

Outre ce que nous venons de dire, les fistules peuvent présenter quelques complications qu'il est bon de connaître; je veux parler des callosités proprement dites, et de l'épaississement calleux que présente quelquefois la membrane propre de la fistule.

Ces callosités ne sont autre chose que des engorgements celluleux, durs, plus ou moins profonds, presque indolents, entourant le trajet des fistules anciennes, et surtout leur orifice extérieur. Ces engorgements se font surtout remarquer lorsque les fistules présentent plusieurs ouvertures cutanées. La plupart des anciens avaient considéré ces callosités comme la cause principale concourant le plus à entretenir les fistules et à s'opposer à leur cicatrisation. Plusieurs chirurgiens modernes, entre autres le célèbre J.-L. Petit, avaient conservé cette opinion : aussi conseillaient-ils de les détruire ou par le feu ou par l'instrument tranchant; opérations toujours douloureuses, si elles ne sont pas accompagnées d'accidents graves.

Il est bien reconnu aujourd'hui que, dans presque tous les cas, ces callosités ne sont que des effets consécutifs des fistules survenues par suite de l'inflammation chronique de ces conduits. Il n'existe donc que certains cas très-rares dans lesquels elles présentent une indication particulière. Par exemple, si elles sont très-anciennes, volumineuses, nombreuses, et très-indurées, comme cornées, on devra alors, pour favoriser leur résolution, suivre le précepte des anciens, les cautériser, les inciser ou les exciser. On obtiendra ainsi de nouvelles surfaces, sur lesquelles on aura déterminé une inflammation capable de favoriser le travail de la nature. Toutefois, il faut admettre que, préalablement, on ait rempli les conditions essentielles.

Enfin, dans quelques cas, la membrane qui s'est formée dans le trajet fistuleux, et qui semble avoir pour but de préserver les parties voisines du contact des matières qui le parcourent, s'épaissit, durcit; ce phénomène arrive avec d'autant plus de facilité que le liquide qui parcourt le canal est doué d'une propriété plus irritante. Alors c'est en vain que vous remplissez les indications propres à la maladie : la cause a pu disparaître, mais l'effet persiste. Cette membrane continue de sécréter une sorte de mucus qui s'oppose à la cicatrisation : dans ce cas, il faut alors porter le caustique ou l'instrument tranchant dans le trajet de la fistule ; après avoir ainsi ravivé les parties, leur cicatrisation ne pourra manquer d'avoir lieu, si toutefois c'était là la seule cause qui retardait la guérison. On doit voir, par ce que nous venons de dire, combien nous différons des anciens, puisque ce qu'ils avaient érigé comme traitement essentiel n'est pour nous qu'accessoire ; puisque ce qu'ils faisaient continuellement, nous ne le pratiquons que dans des cas tout à fait exceptionnels ; car, je le répète, toute fistule est le résultat, la conséquence d'une lésion plus profonde, d'où elle prend naissance, et vers laquelle le chirurgien doit diriger toute son attention.

Boyer pense que ces callosités se rencontraient bien plus souvent autrefois que de nos jours, et voilà comment il explique cette fréquence : « Si les anciens, dit-il, ont eu d'autres idées sur les callosités, et s'ils les ont considérées comme la cause la plus générale des fistules, c'est que cet accident était bien plus fréquent : les tentes et les bourdonnets qu'on introduisait scrupuleusement dans toutes les plaies d'une certaine profondeur ajoutaient aux causes naturelles d'irritation, et ces corps étrangers étaient seuls capables de produire des callosités, et d'entretenir les fistules » (Boyer, *Traité des maladies chirurgicales*).

Les fistules ne sont pas toutes susceptibles de guérison : on considère comme incurables celles qui partent d'un organe sur lequel on ne peut appliquer aucun moyen chirurgical, ou qui dépendent d'une maladie incurable elle-même. Certaines fistules biliaires, les fistules stercorales abdominales, auxquelles les procédés indiqués contre les anus anormaux ne sont point applicables, appartiennent à cette catégorie.

Il en est d'autres dont il serait possible de procurer la guérison, mais pour lesquelles on ne doit pas même chercher à obtenir cet avantage : telles sont celles qui se forment près de l'anus, chez les sujets menacés ou déjà atteints de phthisie pulmonaire. Ces fistules pourront agir ici comme dérivatifs utiles : dans ces deux cas, on se borne à préserver ou à combattre l'irritation qui peut survenir, soit dans le trajet de ces fistules, soit dans les parties qui leur sont voisines : pour cela, on aura de grands soins de propreté : on pansera souvent les plaies, on les débarrassera des corps étrangers et des matières irritantes capables de les enflammer ; on facilitera l'écoulement du pus, et l'on maintiendra l'ouverture extérieure assez dilatée pour qu'elle ne s'oblitère pas ; l'état général du malade devra être surveillé avec le plus grand soin.

Nous avons parlé de lésions qui donnaient lieu aux fistules ; voyons quelles sont ces sortes de lésions, et nous nous occuperons ensuite du traitement particulier à chacune de ces fistules.

Boyer, dans son *Traité des maladies chirurgicales*, les distingue en sept espèces, qui sont : 1° fistules superficielles entretenues par l'amincissement de la peau sous laquelle elles rampent ; 2° fistules dépendantes de la perte du tissu cellulaire et de la mobilité des parois d'un abcès ; 3° fistules qui tiennent à la présence d'un corps étranger ; 4° fistules entretenues par la carie d'un os voisin, ou la mortification d'un cartilage, d'un tendon, ou d'une aponévrose ; 5° fistules produites par la perforation d'un réservoir ou d'un conduit excréteur ; 6° fistules communiquant avec quelque cavité intérieure ; 7° enfin fistules accompagnées de callosités.

Cette division, basée sur les causes, a été la seule admise pendant longtemps ; nous ferons remarquer, toutefois, que, dans la septième espèce, Boyer ne donnait pas les callosités comme cause de la maladie dont il est ici question : il n'en parle plutôt que pour combattre la manière dont les anciens traitaient cette complication des fistules.

M. Marjolin ayant signalé deux nouvelles espèces de fistules, 1° celles entretenues par l'ouverture d'un vaisseau lymphatique, 2° et celles qui sont entretenues par l'ouverture d'un kyste ; de plus, ayant apporté quelques modifications à la classification de Boyer, nous admettrons celle de ce savant professeur.

Voici comment M. Marjolin classe les causes de l'apparition et de la persistance des fistules.

1° L'amincissement et le décollement de la peau, occasionnés par des abcès, par des dépôts sanguins, lorsque ces tumeurs sont abandonnées à elles-mêmes, ou bien quand elles sont ouvertes trop tardivement; 2° la destruction, l'affaissement, l'amaigrissement du tissu adipeux à la suite des grands abcès profonds, circonscrits ou diffus; 3° la dénudation ou la gangrène de quelques portions de tendon, d'aponévrose, de ligament; 4° la situation trop déclive du fond d'un foyer profond, dans laquelle le pus stagne et entretient une inflammation chronique; 5° l'ouverture ulcéreuse d'un kyste; 6° celle d'une cavité splanchnique; 7° l'ouverture d'un vaisseau lymphatique; 8° les blessures et les altérations organiques des canaux excréteurs et des réservoirs des liquides excrémentitiels; 9° les plaies et les ulcérations avec perte de substance considérable des sinus frontaux, des sinus maxillaires, du larynx, de la trachée-artère, de la cornée transparente; 10° la carie, la dénudation, la nécrose des os, des cartilages; 11° la présence des corps étrangers : telle est la division que nous adopterons pour donner sommairement les indications que présente chaque fistule en particulier.

1" *Fistules occasionnées par l'amincissement et le décollement de la peau.*

Ces fistules, qui ont été appelées *fistules cutanées*, ou *ulcères fistuleux*, se rencontrent le plus ordinairement chez les individus scrofuleux, et ont leur siége habituel à la partie inférieure du visage, au cou, et à la partie inférieure du tronc. Leur traitement est différent, suivant le degré plus ou moins grand de désorganisation des parties. Ainsi, quand l'amincissement de la peau n'est pas très-considérable, la compression seule peut amener la guérison : on peut aussi tenter de déterminer l'action vitale dans le trajet fistuleux, au moyen d'injections irritantes, telles qu'une dissolution de potasse, de nitrate d'argent, etc., ou toucher simplement les surfaces avec la pierre infernale. Si le fond de la fistule était dans une position plus déclive que celle de l'orifice, on ne pourrait guère tenter ce procédé qu'après avoir pratiqué une contre-ouverture. On pourrait aussi, dans ce cas, avoir recours au séton. Si ces moyens échouent, ce qui tient alors à ce que la peau est trop amincie, il nous reste deux indications, suivant le degré d'amincissement plus ou moins grand de la peau.

Si la peau a conservé une certaine quantité d'épaisseur, on peut se contenter de l'inciser dans toute la longueur du décollement; la cavité de la fistule étant ainsi mise à découvert, on pourra facilement, par des applications irritantes portées jusque dans le fond de la plaie, provoquer une inflammation adhésive. La compression devra également être employée aussitôt que le recollement commencera à s'opérer. Dans certains cas, M. Bégin conseille de pratiquer une incision cruciale.

Si, au lieu de présenter un simple amincissement, la peau est complétement privée de son tissu cellulaire, de ses vaisseaux nourriciers, et comme désorganisée, il est évident alors qu'on ne saurait la conserver. Il faut, dans ce cas, exciser soit avec le bistouri, soit avec des ciseaux bien tranchants, toute la portion de peau qui offre cette altération. On peut reconnaître d'avance l'étendue de la désorganisation à la couleur bleuâtre que présentent les parties. On verra alors naître du fond de la plaie des bourgeons charnus, celluleux et vasculaires, qui serviront de base à une cicatrice large et solide.

2° *Fistules produites et entretenues par la destruction du tissu cellulaire.*

Les fistules qu'entraîne la destruction d'une certaine quantité de tissu cellulaire sont ordinairement la suite de grands abcès simples ou gangréneux qui se rencontrent le plus souvent à l'aisselle, dans l'aine, dans la région abdominale, entre le péritoine et les muscles droits et transverses, et spécialement aux environs de l'anus. Ces fistules sont la plupart du temps très-difficiles et très-longues à guérir; comme aussi, parfois, on en a vu guérir très-promptement.

On a proposé, pour leur guérison, le repos de la partie affectée la situation pour permettre un libre écoulement au pus, et la compression pour déterminer une inflammation adhésive. Tous ces moyens ont souvent échoué, soit qu'ils aient été insuffisants, ou qu'on n'ait pu les appliquer convenablement à cause de la disposition des parties. Dans ces cas, le médecin doit se borner à combattre les accidents inflammatoires, et placer son malade dans des conditions favorables au rétablissement de la santé. C'est, en effet, par le retour de l'embonpoint, le développement du tissu cellulaire, qu'il pourra espérer de voir les trajets fistuleux se mettre en contact, et oblitérer ainsi leur cavité. C'est toujours sans succès que l'on a pratiqué dans ce cas des injections de toute nature : leur débridement n'a pas amené un meilleur résultat. C'est la nature qui doit ici faire tous les frais. Si, après le retour de l'embonpoint, la fistule ne se cicatrisait pas, alors seulement le chirurgien devrait agir sur elle avec les moyens que nous avons indiqués pour en déterminer l'inflammation adhésive.

3° *Fistules occasionnées par la dénudation ou la gangrène de quelques portions de tendon, d'aponévrose, de ligament.*

Ce genre de fistules se remarque principalement aux mains et aux pieds. C'est à la suite de plaies contuses ou de panaris profonds qu'on les voit se développer. La séparation de la partie mortifiée est nécessaire, et comme elle est l'ouvrage de la nature, il est difficile de l'accélérer. On se contente donc d'appliquer des topiques émollients sur la partie malade. Quelquefois le chirurgien pourra pratiquer des incisions qui lui permettront d'extraire les parties mortifiées, qui, par leur étendue ou leur situation, ne peuvent être éliminées par les seules forces de l'organisme.

4° *Fistules entretenues par la situation déclive d'un foyer profond.*

Cette quatrième division ne fait, pour ainsi dire, pas une espèce à part : c'est plutôt une complication. La position du malade, la compression, l'incision, la contre-ouverture, et le séton : voilà quels sont les moyens à employer.

5° *Fistules entretenues par l'ouverture d'un kyste.*

On les rencontre le plus souvent sur la tête, au cou, au scrotum, aux grandes lèvres de la vulve, au poignet et dans la paume de la main.

Leur traitement est différent, suivant plusieurs circonstances, telles que leur position, leur étendue, leurs connexions, etc.

Pour le traitement de ces fistules, il faut employer tous les moyens mis en usage pour la guérison du kyste lui-même.

En principe général, si ces kystes sont superficiels, de peu d'étendue et sans adhérences intimes, on devra les extirper. Dans le cas contraire, on pourra pratiquer des injections irritantes dans la cavité du kyste. J'ai vu deux fois M. Velpeau employer la teinture d'iode, étendue d'eau, et en obtenir un très-bon résultat : à la vérité, dans ces deux cas, il n'existait pas de fistule : il est évident que, quand il y en aurait eu, l'opération aurait également réussi. La compression, l'écrasement, le séton ordinaire ou métallique passé à travers le kyste, tous ces moyens ont obtenu plus ou moins de succès. Enfin l'incision et l'excision ont aussi été pratiquées quand le kyste était trop volumineux, ou que sa base, reposant sur des organes importants, l'extirpation ne pouvait en être pratiquée sans danger. L'on fait alors suppurer la portion du kyste restante, pour établir l'adhésion.

6° *Fistules communiquant avec une cavité splanchnique.*

Ces fistules sont entretenues par l'inflammation chronique de la membrane séreuse qui revêt la cavité splanchnique, et par la sécrétion puriforme qui en résulte. Les fistules thoraciques sont les plus fréquentes ; elles se forment à la suite d'abcès circonscrits entre la plèvre et le poumon, ou d'épanchements purulents dans la cavité de cette membrane, ou des plaies du poumon. Quelquefois elles communiquent avec un tuyau bronchique ; M. Marjolin en a vu une provenant d'une plaie du péricarde.

Dans tous ces cas, on n'a rien à faire qu'à modérer l'inflammation, la combattre par des moyens convenables, tels que l'application réitérée de sangsues, de ventouses, de vésicatoires volants aux environs de la fistule : pratiquer dans la cavité des injections émollientes ou légèrement détersives ; prescrire au malade un régime sévère ; ou, s'il est affaibli par l'abondance de la suppuration, relever ses forces par quelques toniques. On devra aussi tenir l'ouverture de la plaie suffisamment dilatée, afin d'éviter l'accumulation du pus et par suite la compression des poumons.

7° *Fistules occasionnées par la blessure d'un vaisseau lymphatique.*

On comprend que ces fistules doivent être rares, car pour qu'elles aient lieu, il faut que le vaisseau qui leur donne naissance soit assez volumineux, afin que l'écoulement de lymphe à travers l'ouverture fistuleuse puisse en empêcher la cicatrisation. On les remarque cependant quelquefois à la suite d'une saignée au bras ou au pied.

La cautérisation avec la pierre infernale, aidée ou non de la compression, suffit pour en amener la guérison.

8° *Fistules produites par les blessures, et maladies organiques des canaux excréteurs et des réservoirs des liquides excrémentitiels.*

Ces fistules sont nombreuses ; aussi ont-elles été divisées en plusieurs espèces qui sont : les fistules lacrymales, salivaires, mammaires, biliaires, urinaires et stercorales.

Quelle que soit l'espèce à laquelle appartiennent ces fistules, elles présentent toujours deux indications à remplir : 1° rétablir la voie naturelle des liquides, 2° obtenir la cicatrisation du trajet anormal.

Outre ces indications générales, chaque espèce de fistule tire des indications secondaires de l'organe qu'elle affecte.

Dans un cadre aussi restreint que celui d'une thèse, ne pouvant faire l'histoire complète de chacune de ces fistules, je me bornerai à indiquer succinctement les divers modes opératoires applicables à chacune d'elles.

A. *Fistules lacrymales.*

Le traitement des fistules lacrymales doit ordinairement être commencé par un traitement antiphlogistique et révulsif, comme saignées générales, saignées locales souvent répétées, applications émollientes locales, fumigations de même nature dirigées dans la narine correspondante, de doux purgatifs, des pédiluves irritants et des bains généraux. On emploiera conjointement à ces moyens les vésicatoires, les pommades et les collyres, etc.

Ces moyens ont quelquefois réussi seuls, mais souvent aussi, surtout lorsque le désordre est considérable, on a été obligé de recourir aux procédés chirurgicaux. Ces procédés sont très-nombreux ; ils peuvent se rapporter à cinq méthodes principales qui sont : 1° le cathétérisme et les injections, 2° la dilatation, 3° la cautérisation, 4° l'établissement d'une voie artificielle, 5° l'oblitération des voies lacrymales.

A chacune de ces méthodes se rattachent des procédés qui portent le nom de leurs inventeurs. Parmi ces différentes méthodes, c'est celle de la dilatation qui a prévalu; et parmi les divers procédés, celui de Dupuytren est le plus en usage. Il consiste à introduire dans le canal nasal, par l'ouverture fistuleuse, une canule en argent ou en or, longue de huit à neuf lignes pour les sujets adultes, et de cinq à six pour les enfants, un peu plus large en haut qu'en bas, et garnie à son extrémité supérieure d'un bourrelet circulaire et peu épais.

La canule de Dupuytren a sur les autres procédés l'avantage d'agir non-seulement comme corps dilatant, mais encore de fournir aux larmes un canal tout préparé, par lequel elles peuvent toujours arriver dans les narines.

M. Velpeau a fait subir à la canule de Dupuytren une modification qui consiste à remplacer le bec de flûte de la partie inférieure de cette canule par un bord mousse. Toutefois, ce professeur ne fait l'application de la canule qu'après avoir préalablement dilaté, pendant quelques jours, le canal lacrymal, au moyen du clou de Scarpa. M. Gerdy commence également par une dilatation, avant l'introduction de la canule, au moyen de mèches.

Je ne parlerai pas des autres méthodes; je dirai seulement que la perforation de l'os unguis exécutée par Woolhouse, Monro, Hunter, et la perforation du sinus maxillaire indiquée par M. Laugier, ne doivent être exécutées que dans des cas exceptionnels.

La constitution du malade, et la cause qui aura donné lieu à la fistule, devront toujours être prises en considération dans le traitement de cette affection.

B. *Fistules salivaires.*

Les fistules salivaires sont le résultat d'une lésion des glandes de ce nom ou de leurs conduits excréteurs. Celles de la parotide et du conduit de Sténon sont les plus fréquentes.

Les fistules parotidiennes cèdent ordinairement à la cautérisation avec le nitrate d'argent fondu, dont on favorise l'action au moyen d'une compression exacte et prolongée.

Les fistules du canal de Sténon sont beaucoup plus difficiles à guérir. La cautérisation a cependant donné quelquefois de bons résultats. Deroy a guéri une fistule de ce genre au moyen d'un fer rouge effilé, en établissant une nouvelle route artificielle à la salive. Monro se servait pour cela d'une alène, mais le trois-quarts ordinaire est l'instrument qui offre le plus de commodité. On l'introduit par l'ouverture fistuleuse, puis on le dirige obliquement d'arrière en avant et de dehors en dedans, afin d'éviter autant que possible le trajet du conduit de Sténon, et l'on fait sortir la pointe dans la cavité buccale, au-devant du bord antérieur du masséter. La tige du trois-quarts étant retirée, la canule servait à porter dans la bouche un fil de soie, à l'extrémité interne duquel on attachait une mèche de charpie destinée à dilater le nouveau conduit. Plus tard, Duphénix substitua à la mèche une canule de plomb. Lorsque le conduit nouveau paraissait bien établi, et que toute la salive s'écoulait dans la bouche, la plaie extérieure était réunie par des bandelettes agglutinatives ou par la suture entortillée; le malade était ensuite soumis à un régime sévère.

Ces procédés ont été suivis de nombreux succès. Un autre procédé plus avantageux a cependant été imaginé : nous le devons à Deguise. Il consiste à faire, par la fistule, deux ouvertures à travers la joue, laissant entre elles un intervalle de quelques lignes, dans lesquelles on fait passer un fil de plomb, dont on réunit les deux extrémités dans la bouche. Ce procédé a l'avantage de laisser écouler la salive dans la bouche par une perte de substance qu'entraîne le fil de plomb dans sa chute, qui arrive au bout de quelques jours, après avoir coupé les parties comprises dans son anse. Ces nouvelles ouvertures doivent toujours être placées au devant du bord antérieur du masséter.

M. Amussat rapporte qu'après avoir inutilement employé la cautérisation contre une fistule de la glande sous-maxillaire, il ne put en obtenir la guérison qu'en extirpant la glande elle-même.

C. *Fistules mammaires.*

On a presque toujours obtenu la guérison des fistules galactophores, soit par la cessation de l'allaitement, soit par la compression seule, ou aidée de cautérisations avec le nitrate d'argent; les injections irritantes sont également de bons moyens à employer. On est quelquefois obligé d'agrandir l'ouverture extérieure de la fistule pour aller en toucher le fond avec le caustique. Cette médication a toujours réussi à M. Velpeau.

D. *Fistules biliaires.*

Les calculs étant la cause ordinaire des fistules biliaires, c'est dans la supposition de leur existence que l'on doit agir. On calme d'abord la douleur et les accidents inflammatoires par les narcotiques et les antiphlogistiques, puis on passe aux médicaments dits fondants et dépuratifs, tels que les décoctions de saponaire, de petit houx, etc.; les pilules de savon médicinal et de gomme ammoniaque, et les sucs médicinaux, etc. Enfin, si un calcul se présente, il faut l'extraire. Si tous les calculs sortent, si le canal cholédoque est libre, le trajet fistuleux se ferme; dans le cas contraire il subsiste, et le malade peut le porter longtemps sans en être incommodé. Cette dernière circonstance doit rendre très-circonspect dans toutes les opérations qu'on voudrait entreprendre sur ce genre de fistules; aussi rejetterons-nous l'opération proposée par J.-L. Petit, qui voulait qu'on allât inciser la vésicule pour en extraire les calculs; nous la considérons comme extrêmement dangereuse.

E. *Fistules stercorales.*

1° *Fistules stomacales.* — Le traitement de ces fistules se borne à maintenir des compresses sur l'ouverture du canal au moyen d'un bandage serré, ou bien à y adapter un obturateur; par ce moyen, on à obtenu la guérison de quelques fistules traumatiques peu anciennes. M. Béaumont a proposé de raviver les bords de la plaie, et de les réunir par la suture. M. Bérard pense que si le malade pouvait supporter l'occlusion permanente de la fistule, on pourrait en obtenir la guérison radicale en empruntant aux parties voisines un morceau de peau pour boucher l'ouverture fistuleuse.

2° Quant aux fistules qui ont leur siége le long du tube digestif, leur traitement étant du domaine de l'histoire des anus anormaux, je ne crois pas devoir les traiter ici.

3° *Fistules anales.* — Je distinguerai les fistules à l'anus, en fistules complètes, qui s'ouvrent également dans l'intestin et sur la peau, et en fistules incomplètes, c'est-à-dire celles qui n'ont qu'une ouverture. Parmi ces dernières, les unes s'ouvrent dans l'intestin; ce sont les borgnes internes; les autres s'ouvrent sur la peau : ce sont les borgnes externes. Nous avons fait connaître en commençant quels étaient les cas où on ne devait pas chercher à obtenir la guérison des fistules à l'anus; nous ne reviendrons pas sur ce sujet. Je dirai seulement que tous les chirurgiens ne sont pas d'accord sur ce point, et que là où les uns s'abstiennent d'opération, d'autres la recommandent.

Cette opération est indiquée dans tous les cas où la santé du malade n'est pas sensiblement altérée. D'autres fois aussi, quoique le malade présente de l'amaigrissement, une diminution de forces, suppuration abondante avec persistance de fièvre; si tous les organes intérieurs n'offrent pas d'altération notable, la fistule devra être considérée comme cause de ces désordres, et nécessitera l'opération.

Plusieurs méthodes ont été proposées pour le traitement des fistules à l'anus : 1° la compression, 2° les injections irritantes, 3° la cautérisation, 4° la ligature, 5° l'excision, 6° et l'incision.

Quel que soit le procédé employé, il a toujours pour but le rapprochement et le recollement des parois du trajet fistuleux : cette indication nous est fournie par la nature. En effet, lorsqu'une fistule à l'anus guérit spontanément, c'est toujours sur des sujets qui, soumis à des soins hygiéniques bien entendus, ont pris de l'embonpoint : leur tissu cellulaire, devenu plus abondant, comble ainsi les vides laissés par la fonte purulente.

De toutes ces méthodes, l'incision et la ligature sont les plus employées; la première comme méthode générale, et la seconde comme moyen exceptionnel. Ce dernier mode opératoire devra être pratiqué préférablement à l'incision sur les malades qui redoutent l'instrument tranchant, sur les individus très-affaiblis, mais surtout sur ceux qui sont soupçonnés tuberculeux, si on se décide à une opération. Dans ce cas, en effet, si l'état de la poitrine vient à empirer, on n'a qu'à enlever le fil, et la fistule se trouve conservée. M. Vidal (de Cassis) a vu ce procédé mis en usage par M. Moulaud, de Marseille, pendant quatre ans, sans qu'il survînt d'accident grave.

L'excision peut aussi, dans certains cas, avoir son application.

4° *Fistules recto-vaginales.* — Ces fistules sont rares, leur guérison est difficile ; on rapporte cependant que Saucerotte, après avoir inutilement employé la suture, qui avait cédé aux efforts de la première selle, renouvela cette opération, mais après avoir divisé complétement l'anus, et transformé ainsi la fistule en déchirure de périnée et de la cloison recto-vaginale, le succès fut complet.

F. *Fistules urinaires.*

Les fistules urinaires peuvent communiquer avec les reins, les uretères, la vessie ou l'urèthre. Dans ces divers cas, elles peuvent s'ouvrir au dehors, dans la région lombaire sur quelque point des parois abdominales, dans l'intestin, dans le vagin ou au périnée.

1° *Fistules des reins et des uretères.* — Elles surviennent ordinairement à la suite d'abcès, de plaies dans les reins, ou de ruptures de

l'uretère. Tous les moyens propres à prévenir ou combattre la né-
phrite sont indiqués ici ; si la fistule était due à la présense d'un calcul, et que ce calcul vînt à s'engager dans la plaie, il faudrait l'extraire.

2° *Fistules vésicales.* — Ces fistules peuvent s'ouvrir, soit sur la
paroi abdominale, soit au périnée, ou bien dans une cavité naturelle,
le rectum ou le vagin. La rupture de la vessie survenue à la suite de
sa trop grande distension par l'urine, détermine des accidents très-
souvent promptement mortels ; si le malade y résiste, des abcès se
forment et s'ouvrent fréquemment dans différentes parties de l'abdomen, aux aines, au périnée, en laissant des fistules plus ou moins
nombreuses.

La première indication à remplir est de rendre à l'urine son cours
naturel, détruire les rétrécissements du canal, extraire les calculs
qui ont pu s'y engager, puis empêcher que l'urine ne séjourne dans
la vessie, au moyen de la sonde à demeure, ou du cathétérisme souvent renouvelé. Si la crevasse existe à la partie supérieure de la vessie,
la fistule est susceptible de guérison ; si elle a lieu à la partie inférieure, au bas-fond de ce réservoir, le pronostic en est grave.

a. *Fistules ombilicales.* — L'ouraque peut conserver sa cavité et
laisser échapper l'urine par l'ombilic. Ces fistules peuvent être congé-
nitales ou acquises ; leur traitement consiste toujours dans le rétablissement du cours naturel de l'urine, pourvu qu'il n'y ait pas de vice
de conformation qui s'y oppose. Ce premier résultat obtenu, la cautérisation ou la ligature, aidées d'une compression permanente, sont les
moyens indiqués pour obtenir l'oblitération du trajet fistuleux.

b. *Fistules vésico-rectales.* — Les fistules vésico-rectales, occasionnées par une dégénérescence cancéreuse, sont incurables ; celles qui
sont dues à la présence d'abcès urineux ou stercoraux, à la présence

d'un calcul qui a détruit la cloison recto-vésicale, sont susceptibles de guérison, surtout si l'ouverture de communication est peu considérable. Faciliter l'écoulement de l'urine par les voies naturelles, cautériser la fistule avec le nitrate d'argent appliqué sur son orifice intestinal, l'observation d'un régime convenable : tels sont les moyens propres à en amener la guérison.

c. *Fistules vésico-vaginales.* — La pression longtemps continuée de la tête du fœtus sur la paroi vésico-vaginale, contre le pubis, dans un accouchement laborieux, est la cause la plus ordinaire de ces fistules. Chez quelques femmes, la cloison vésico-vaginale peut être perforée par des ulcères vénériens ou des pessaires érodés. Le secours de l'art est souvent impuissant dans le traitement de ce genre de fistules. L'indication à remplir consiste à empêcher le passage des urines de la vessie dans le vagin, et à provoquer la cicatrisation de l'orifice fistuleux. Desault plaçait une sonde à demeure dans l'urèthre, en même temps qu'il introduisait un tampon dans le vagin; l'emploi du tampon a été généralement blâmé : on lui préfère à juste titre la cautérisation, soit avec le nitrate d'argent, soit avec le fer rouge, comme le commandait Dupuytren. Mais lorsque ces fistules sont très-étendues et qu'elles siégent au bas-fond de la vessie, la cautérisation seule ne suffit pas; il faut alors opérer le rapprochement des bords de la plaie par des instruments appropriés ou par la suture. Ces instruments sont les sondes érignes de M. Lallemand, les érignes vaginales de M. Laugier, les pinces à plaques de Naegelé, etc. etc.

La suture a été pratiquée d'après plusieurs procédés qui portent le nom de leurs inventeurs. MM. Lallemand, Naegelé, Roux, Gerdy, Jobert, etc. M. Vidal a proposé l'oblitération du vagin.

3° *Fistules uréthrales.* — a. *Fistules uréthro-cutanées.* — Les différentes causes qui peuvent produire et entretenir les fistules uréthro-cutanées doivent être d'abord attaquées par le chirurgien; ainsi, avant de songer à l'oblitération des trajets fistuleux, on doit extraire les corps étrangers, combattre les rétrécissements, rétablir la liberté de l'excrétion urinaire. Le canal de l'urèthre rendu perméable dans toute son étendue, l'occlusion de la fistule est facile, si on empêche le contact de l'urine avec la plaie, en laissant une sonde à demeure, ou en pratiquant le cathétérisme à des intervalles peu éloignés; dans ce cas la cautérisation suffit.

Quelquefois il existe des callosités assez dures et assez volumineuses pour nécessiter leur excision, et des trajets fistuleux assez nombreux pour devoir être réunis au moyen de l'instrument tranchant. Si l'ouverture fistuleuse était considérable, on pourrait, après en avoir avivé les bords, les rapprocher par quelques points de suture; on peut aussi, dans ce cas, emprunter un lambeau de peau aux parties environnantes et l'appliquer sur la fistule. C'est ainsi que Cooper a réussi à fermer une fistule située à la racine de la verge, au-devant du scrotum, en empruntant un lambeau à ce dernier : la guérison fut complète au bout de six semaines.

b. *Fistules uréthro-rectales et uréthro-vaginales.* — Les premières présentent les mêmes indications que les fistules vésico-rectales; leur guérison en est plus facile, en cela que l'écoulement de l'urine par leur orifice n'est pas continu, et qu'on peut même l'empêcher tout à fait par l'usage de la sonde. La même remarque est applicable aux secondes; elles se traitent absolument de la même manière que les fistules vésico-vaginales.

9° *Fistules entretenues par une perte de substance, etc.*

1° *Fistules des sinus frontaux et des sinus maxillaires.* — Elles ne guérissent pas toujours par le rapprochement de leurs bords, ou par l'affaissement de la table antérieure du sinus sur la table postérieure, ou l'oblitération de la cavité.

Si la déperdition de substance est ancienne et large, il faudra, au moyen du bistouri, exciser les bords de la plaie, les réunir, et maintenir leur rapprochement à l'aide d'emplâtres agglutinatifs ou de la suture entortillée, aidée d'un bandage unissant, ou d'un bandage à pelote qui exerce une légère pression, pour empêcher l'air qui pénètre dans les sinus de soulever la partie malade de la peau et s'opposer ainsi à la cicatrisation.

2° *Fistules du larynx et de la trachée-artère.* — Parmi ces fistules, les unes veulent être guéries, et réclament le même traitement que celles des sinus frontaux ; d'autres, au contraire, doivent être conservées, et réclament l'emploi de moyens dilatateurs, comme dans l'exemple publié par M. Bulliard, chirurgien des armées, et rapporté par M. Bégin dans le Dictionnaire en 15 volumes. Il s'agit d'un exemple de croup chez un sujet adulte sur lequel M. Bulliard avait pratiqué la laryngotomie : l'opération eut toute la réussite désirable ; mais après quelque temps, la glotte, demeurée étroite, ne put suffire à l'entrée de l'air dans la poitrine, et la plaie du cou, devenue fistuleuse, dut la suppléer. Il en fut de même dans un cas observé sur un forçat par M. Raynaud, où le larynx s'oblitéra complétement à la suite de plusieurs tentatives de suicide : une fistule aérienne fut la suite de ces lésions. Il est clair que, dans des cas pareils, le chirurgien doit s'abstenir de toute tentative d'oblitération.

10° *Fistules produites par la carie, la dénudation, la nécrose des os, et la mortification des cartilages.*

Ces fistules ne peuvent guérir d'une manière permanente qu'en enlevant la cause qui les entretient. On emploiera donc tous les moyens mis en usage pour la guérison de ces maladies. L'affection locale cédera bien vite, quand l'affection principale aura cessé d'exister.

11° *Fistules qui tiennent à la présence d'un corps étranger.*

La première indication que présente ce genre de fistules, c'est l'extraction du corps étranger. Le chirurgien est ici d'une indispensable nécessité. Cependant, il est des cas où l'on ne doit pas songer à l'extraction de ces corps : lorsqu'ils sont situés dans des parties où l'on ne saurait les atteindre sans s'exposer à blesser des organes importants, leur expulsion est confiée à la nature.

Le mode d'extraction des corps étrangers varie suivant la profondeur et la nature des tissus dans lesquels on les rencontre. S'ils sont engagés dans des parties molles et peu profondes, on les retire par l'ouverture fistuleuse ; s'ils sont engagés trop profondément pour que les instruments puissent les atteindre par l'ouverture fistuleuse, il faudra alors pratiquer une contre-ouverture ; si le corps étranger est aigu et implanté dans un os, on cherchera à l'ébranler ; si on ne réussit pas, on pourra l'enlever avec une portion de l'os lui-même, au moyen du ciseau ou du trépan.

_____

III.

Du mode de développement du foie et de la veine ombilicale.

Le foie, dans son mode de développement, peut être étudié sous divers points de vue que je range dans l'ordre suivant : 1° époque d'apparition du foie ; 2° son volume ; 3° sa situation ; 4° sa structure.

1° *Époque d'apparition.* — De tous les organes du corps humain, le foie est celui qui apparaît toujours le premier ; on le distingue facilement à sa couleur foncée au milieu de l'espèce de cellulosité que présente l'embryon vers la fin de la première semaine de la vie intrautérine (Walther).

2° *Volume du foie.* — Le foie offre un volume relatif fort remar-

quable; ce volume est d'autant plus considérable qu'on l'examine
à une époque plus rapprochée de sa formation; à trois semaines,
son poids égale la moitié de celui de tout le corps (Walther). Ce
volume énorme se maintient dans les mêmes proportions jusqu'à la
seconde moitié de la vie intra-utérine. C'est alors seulement que les
proportions changent : le développement des autres organes se fait
d'une manière très-considérable, et à la naissance le poids du foie
n'est plus au poids du corps entier que comme 1 : 18. Mais si le poids
du foie a relativement changé dans la dernière moitié de la vie intra-
utérine par rapport à celui du corps, il n'en a pas moins continué de
croître; tandis que nous allons voir qu'il n'en est pas ainsi après la
naissance : le foie éprouve alors une diminution réelle et constante. On
s'explique facilement cette action par le changement de la circulation
qui s'opère dans l'organe, à la suite de la ligature du cordon ombilical.
Pendant la vie intra-utérine, en effet, le fœtus reçoit par la veine ombilicale tout le sang qui doit servir à sa nutrition, tandis qu'après sa
naissance il n'est plus en rapport avec le placenta.

M. Cruveilhier ne partage pas l'opinion des auteurs qui veulent que
la diminution du volume du foie porte plutôt sur le lobe gauche que
sur le lobe droit de cet organe.

C'est le volume énorme du foie pendant la vie intra-utérine (époque
à laquelle n'existe pas encore la respiration), ainsi que l'examen du système veineux qui aboutit à cet organe, considérable chez le fœtus
comme chez l'homme, qui ont fait admettre que le foie n'était pas seulement un organe destiné à sécréter la bile, mais encore qu'il devait
servir à l'hématose.

Après la naissance, le foie continue à grossir jusqu'à l'âge de la puberté, époque à laquelle il présente son développement complet : il
pèse à peu près un kilogramme et demi à deux kilogrammes; son poids
spécifique est à celui de l'eau dans le rapport de 3 à 2 environ; com-
paré au poids total du corps, celui du foie en est à peu près la trente-
sixième partie.

3° *Situation.* — Si nous prenons le foie dans la première moitié de la vie intra-utérine, nous voyons qu'il occupe la presque totalité de la cavité abdominale ; il se présente sous forme d'une masse rouge qui se prolonge jusqu'à la crête iliaque ; il est alors symétrique ; son sillon antéro-postérieur, ainsi que le ligament suspenseur, occupent la ligne médiane. Plus tard, c'est-à-dire dans la seconde moitié de la vie fœtale, le foie n'occupe plus qu'une partie de l'abdomen. A la naissance, il répond encore, dans une assez grande étendue, aux parois de cette cavité, mais il perd sa symétrie ; le lobe gauche diminue ; le ligament falciforme, au lieu d'occuper la ligne médiane de cet organe, se porte un peu à droite de cette ligne, et s'en éloigne ainsi pendant les premières années de la vie.

Pendant la vie intra-utérine, la face du foie qui, par la suite, doit devenir supérieure, est antérieure, et celle qui doit devenir inférieure est postérieure.

A l'âge de la puberté, le foie se trouve caché sous les côtes, qu'il ne doit plus dépasser normalement en bas, si ce n'est d'un ou de deux travers de doigt.

4° *Structure.* — Sous le rapport de la structure du foie, sans entrer dans l'examen des opinions opposées de MM. Cruveilhier et Kiernann, je me contenterai de dire que Harvey est le premier qui ait avancé que les granulations du premier, et les lobules du second, se formaient sur les branches de la veine ombilicale, comme les grains du raisin sur le sarment. Ce qui démontrerait bien qu'il en est ainsi, ce sont les recherches de M. de Blainville, qui a pu faire voir que, dans certaines espèces animales, comme les gastéropodes, par exemple, le foie est formé par des séries de grains glanduleux appendus le long des vaisseaux, faciles à apercevoir.

De la veine ombilicale.

La veine ombilicale naît du placenta par des rameaux déliés qui, en se réunissant, forment un tronc unique. Gardien avait une opinion différente sur le lieu où naît la veine ombilicale. Pour lui, la veine ombilicale n'était qu'une branche de la veine porte; l'embryon apportait avec lui le principe de ramifications veineuses qui devaient aller puiser dans le placenta les fluides nécessaires à son développement, de la même manière que les radicules de la plante, dont le germe est le principe, s'étendent dans la terre pour y puiser les sucs nécessaires à leur tige. L'époque d'apparition de la veine porte, antérieure à celle de la veine ombilicale, l'absence de valvules dans ces deux vaisseaux, sembleraient militer en faveur de cette ingénieuse hypothèse.

Toutefois, avec l'immense majorité des auteurs, je dirai que les radicules veineuses de chaque lobe placentaire se réunissant successivement aux rameaux qui communiquent d'un lobe à un autre, ces rameaux forment sur la surface fœtale du placenta un réseau assez serré, dont les branches constituent, par leur réunion, le tronc de la veine ombilicale. Ainsi formée, cette veine, située entre les deux artères ombilicales qui la contournent, se dirige vers la partie antérieure de l'abdomen du fœtus. Arrivée à l'anneau ombilical dans lequel elle s'engage, après être sortie de cette ouverture, elle abandonne les deux artères ombilicales, se porte d'avant en arrière, de bas en haut, et de gauche à droite, dans l'épaisseur du ligament suspenseur du foie, pour aller gagner le sillon antéro-postérieur de cet organe. Logée dans ce sillon, la veine ombilicale se dirige vers le sillon transverse : dans son trajet, elle fournit à droite des branches qui vont se ramifier dans le lobe droit, à gauche des branches qui se ramifient dans le lobe gauche, ces dernières toujours plus considérables que les branches droites.

Arrivée à l'intersection du sillon antéro-postérieur avec le sillon transverse, cette veine se divise en deux branches, dont l'une, postérieure, sous le nom de *canal veineux*, se rend directement dans la veine cave, au moment où cette dernière traverse le bord postérieur du foie, ou seulement après s'être abouchée avec une veine sus-hépatique ; l'autre, plus volumineuse, se sépare à angle aigu de la première pour aller s'unir au tronc de la veine porte, avec lequel elle forme un canal que l'on appelle *confluent de la veine porte et de la* veine ombilicale. Avant de se réunir au tronc de la veine porte, cette branche fournit un rameau au lobe de Spigel; aussitôt après sa réunion à la veine porte, elle présente un canal d'un diamètre double de celui qu'elle avait avant. Après un court trajet, ce canal se divise en rameaux qui se ramifient de plus en plus dans l'épaisseur du lobe droit du foie.

Époque d'apparition de la veine ombilicale. — Plusieurs auteurs ont avancé que la veine ombilicale n'apparaissait chez le fœtus qu'après le premier mois de la conception. M. Velpeau dit toujours l'avoir rencontrée chez des embryons de trois semaines, et même de quinze jours; il a constamment trouvé le cordon ombilical d'une longueur au moins égale à celle de l'embryon; s'appuyant sur un grand nombre de faits, sur une quantité considérable de dissections du cordon ombilical, il établit, comme règle générale, qu'à toutes les époques du développement de l'œuf, la longueur du cordon est à peu près égale, et même supérieure à celle du fœtus. A part l'opinion de M. Velpeau, qui pour nous est d'une grande autorité, nous comprenons facilement, d'après le rôle seul de la veine ombilicale, qui est chargée d'apporter au fœtus le sang venu de la mère, qu'elle doit se développer de très-bonne heure.

La veine ombilicale peut présenter une longueur plus ou moins considérable : ainsi l'on a vu des cordons qui n'avaient que quelques centimètres, et d'autres, si l'on en croit Maygrier, Denman et Morlane, qui allaient jusqu'à un mètre et même davantage. Terme moyen, la longueur de la veine ombilicale, abstraction faite de ses nodosités, peut être évaluée de 40 à 50 centimètres.

Les nodosités de la veine ombilicale ont été étudiées sous le rapport de leur fréquence avec celles que présentent les artères du même nom. Harvey dit les avoir trouvées plus nombreuses sur la veine ombilicale; M. Velpeau, dans ses nombreuses recherches, est arrivé à un résultat contraire. Quoi qu'il en soit, ces nodosités n'ont jamais été accusées d'arrêter la circulation omphalo-placentaire. « On conçoit, dit M. Velpeau, que, si elles étaient très-nombreuses, si elles se présentaient sous des angles très-aigus, le cours du sang pourrait se trouver plus ou moins gêné dans ses propres vaisseaux par leur simple présence. » La veine ombilicale possède un diamètre double de celui de chaque artère.

A la naissance, la veine ombilicale, devenue désormais inutile, s'oblitère et devient un cordon ligamenteux. Cependant, il n'en est pas toujours ainsi : plusieurs observations de Haller prouvent que cette veine peut exister fort tard après la naissance. Sans doute qu'il en était alors comme dans ce cas rapporté par M. Cruveilhier, dans lequel la veine ombilicale s'anastomosait avec les veines de la paroi abdominale antérieure, et rapportait ainsi au foie le sang qui avait servi à la nutrition de ces parties. Dans ce dernier cas, le foie présentait un volume très-petit.

On n'a jamais vu de persistance du canal veineux après la naissance.

IV.

Des poulies fixes ou mobiles. Applications à la mécanique animale.

Je ne prétends point ici traiter des poulies fixes ou mobiles, comme il appartient à ceux qui se sont occupés des sciences exactes d'exposer ce sujet dans un livre de physique. Toutefois, quelques mots sont indispensables pour élucider la question de leur application à la mécanique animale.

Dans la signification la plus rigoureuse, une poulie n'est autre chose qu'un levier du premier genre ; en effet, un point fixe, axe autour duquel tourne un disque de forme circulaire, présentant dans sa circonférence une gorge qui facilite l'application des forces : telle est la poulie. Or, les forces étant constamment appliquées à l'extrémité des rayons, le point fixe se trouve bien toujours entre elles ; mais si les poulies ne sont autre chose qu'un levier interfixe, pourquoi cette variété ? En voici la cause :

Quelle que soit la position de la poulie, constamment la force est appliquée perpendiculairement au bras de levier ; car le bras de levier est un rayon du cercle que représente le disque, et la force est tangente à la circonférence : or, le moment de la force est d'autant plus grand que la direction de la puissance ou de la résistance s'approche davantage de la perpendiculaire au bras de levier.

D'autre part, dans un levier du premier genre, les forces peuvent devenir obliques relativement au bras de levier ; dans la poulie, au contraire, quelle que soit la direction de la force, elle est toujours perpendiculaire à l'extrémité du rayon. Ainsi les directions de la puissance ou de la résistance, les mouvements de la poulie, ne changent en rien le moment des forces.

Dans la mécanique animale, on ne trouve point de poulie tournant autour d'un point fixe ; au contraire, dans certaines régions, ce sont plutôt des os qui tournent autour des poulies : on a donné à ces poulies le nom de *poulies cartilagineuses*, parce qu'elles se trouvent, aux extrémités des os, revêtues de cartilage ; ainsi la trochlée humérale, la trochlée fémorale, la trochlée astragalienne, etc. Il résulte de cette disposition des surfaces articulaires plus de précision dans les mouvements, plus de promptitude, car les os roulent alors autour d'un axe transversal fort étendu, les dimensions antéro-postérieures de la trochlée l'étant peu ; exemple, l'articulation du coude. Ajoutez à cela que les bords de la gorge sont saillants, et s'opposent aux mouvements de latéralité.

D'autres fois, les poulies font l'office de point fixe, et la force est mobile sur elles : ce genre de poulie a l'avantage de changer la direction des forces, de concentrer, dans un espace étroit, beaucoup de tendons ou de muscles qui viennent de points différents : ainsi, le grand oblique se réfléchit sur une poulie cartilagineuse, à la partie interne et supérieure de la base de l'orbite; les péroniers, derrière la malléole externe, et le plus long se réfléchit encore sous le cuboïde; le pyramidal, à sa sortie du bassin, etc. etc. Il en est quelques-uns qui, présentant une réflexion moins marquée, n'en sont pas moins réfléchis sur des poulies. L'occipito-frontal n'est-il pas réfléchi sur la calotte crânienne? les muscles droits de l'œil, sur le globe oculaire? le digastrique n'est-il pas fixé par son tendon moyen à l'os hyoïde au moyen d'une membrane fibreuse? et, autour de toutes les articulations, ne voit-on pas cette disposition admirable, au moyen de laquelle tous ou presque tous les tendons des muscles d'un membre viennent se concentrer dans un espace très-limité? Pour n'en citer qu'un exemple, voyez la région du genou: parallèle à l'os qu'il doit mouvoir, le droit antérieur de la cuisse aurait dépensé inutilement une partie de sa force; mais il se réfléchit sur la rotule, et la direction de la puissance se trouve ainsi changée. Le couturier, le droit interne, le demi-tendineux, présentent à leur extrémité inférieure une direction curviligne embrassant la tubérosité interne du fémur, sur laquelle ils se réfléchissent, et leur action est plus puissante; les jumeaux s'enroulent en arrière sur les condyles du fémur, etc. etc.

Telles sont les généralités auxquelles nous nous bornerons, chacun des muscles réfléchis pouvant être l'objet d'un examen particulier.

www.ingramcontent.com/pod-product-compliance
Lightning Source LLC
Chambersburg PA
CBHW070720210326
41520CB00016B/4403